L'HOMŒOPATHIE

PAR

THÉVENIN CONQUERET

DOCTEUR EN MÉDECINE
DE LA FACULTÉ DE PARIS.

> Les douleurs se guérissent par les contraires ;
> chaque maladie a ce qui lui est propre : ainsi, aux
> constitutions chaudes devenues malades par le froid
> conviennent les échauffants, et ainsi de suite.
>
> Autre procédé : La maladie est produite par les
> semblables, et, par les semblables que l'on fait pren-
> dre, le patient revient de la maladie à la santé.
> Ainsi, ce qui produit la strangurie qui n'est pas,
> enlève la strangurie qui est ; la toux, comme la
> strangurie, est causée et enlevée par les mêmes
> choses.
>
> (HIPPOCRATE, trad. par Littré, *Des lieux dans
> l'homme*, t. VI, § 42. Paris, 1849.)

PARIS

J.-B. BAILLIÈRE ET FILS

LIBRAIRES DE L'ACADÉMIE IMPÉRIALE DE MÉDECINE
rue Hautefeuille, 19.

Londres   **New-York**
Hipp. Baillière, 249, Regent street.   Baillière brothers, 440, Broadway.

MADRID, C. BAILLY-BAILLIÈRE, PLAZA DEL PRINCIPE ALFONSO, 16.

1867

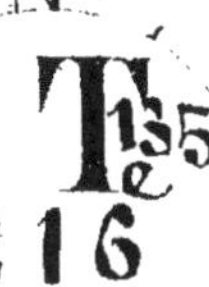

L'HOMŒOPATHIE

Bordeaux, imp. G. Gounouilhou,
rue Guiraude, 11.

L'HOMŒOPATHIE

PAR

THÉVENIN CONQUERET

DOCTEUR EN MÉDECINE
DE LA FACULTÉ DE PARIS.

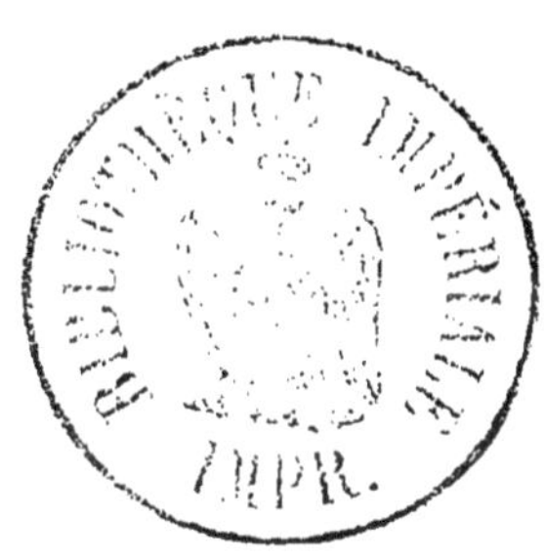

> Les douleurs se guérissent par les contraires; chaque maladie a ce qui lui est propre : ainsi, aux constitutions chaudes devenues malades par le froid conviennent les échauffants, et ainsi de suite.
>
> Autre procédé : La maladie est produite par les semblables, et, par les semblables que l'on fait prendre, le patient revient de la maladie à la santé. Ainsi, ce qui produit la strangurie qui n'est pas, enlève la strangurie qui est; la toux, comme la strangurie, est causée et enlevée par les mêmes choses.
>
> (HIPPOCRATE, trad. par Littré, *Des lieux dans l'homme*, t. VI, § 42. Paris, 1849.)

PARIS

J.-B. BAILLIÈRE ET FILS

LIBRAIRES DE L'ACADÉMIE IMPÉRIALE DE MÉDECINE
rue Hautefeuille, 19.

Londres	**New-York**
Hipp. Baillière, 219, Regent street.	Baillière brothers, 440, Broadway.

MADRID, C. BAILLY-BAILLIÈRE, PLAZA DEL PRINCIPE ALFONSO, 16.

1867

L'HOMŒOPATHIE

I

ÉTAT DE LA QUESTION.

> Notre incrédulité porte bien moins sur le principe
> des semblables, que nous reconnaissons être ration-
> nel et fréquemment applicable, que sur les doses
> infinitésimales. Nous croyons sans peine qu'on peut
> guérir certaines maladies, peut-être même la plu-
> part des maladies, par des remèdes dont l'action
> leur est homœopathique, pourvu que leur dose
> tombe sous les sens; mais l'action des infiniment
> petits est une chose que nous ne pouvons concevoir.
>
> (Louis SAUREL, rédacteur de la *Revue théra-*
> *peutique du Midi.*)

Lorsque le QUINQUINA fut importé en Europe, « le nouveau remède trouva de nombreux détracteurs. Il fut proscrit par des Facultés, et des médecins qui osèrent en expérimenter les effets furent l'objet de persécutions (¹). »

La pratique de l'INOCULATION, répandue à Londres depuis 1721, ne fut introduite en France que bien plus tard. En 1727, Voltaire rappelait que vingt mille personnes étaient mortes à Paris de la petite vérole, lesquelles vivraient encore, disait-il, si l'inoculation avait été introduite en France en même temps qu'en Angleterre. Le duc d'Orléans donna l'exemple en faisant inoculer ses enfants, mais cet exemple

---

(¹) A. Trousseau et H. Pidoux, *Traité de Thérapeutique et de Matière médicale,* 4ᵉ édition, t. II, p. 322.

servit si peu qu'en 1763 le Parlement de Paris défendit l'inoculation *sous peine d'amende, de prison et de bannissement en cas de récidive.*

Cet arrêt donna lieu à cette boutade de Voltaire :

« On dit qu'aux extrémités occidentales de notre hémisphère on trouve un peuple qui habite entre l'Océan et la Méditerranée, dans l'espace d'environ huit degrés en latitude et neuf en longitude. Un petit nombre de prud'hommes composaient, dit-on, la partie la plus sérieuse de la nation. Dès que les prud'hommes eurent appris qu'on osait attenter sur les droits de la *variole,* les plus vieilles têtes s'assemblèrent et raisonnèrent ainsi : « Souffrirons-nous que nos petits-enfants, qui sont tous
» des étourdis, prétendent échapper à une maladie dont nos
» grands-pères ont été en possession de mourir depuis dix
» siècles ? L'antiquité est trop respectable, et cette nouveauté
» serait trop scandaleuse. Il faut que nos druides fulminent un
» décret sur ce cas de conscience, et que nous rendions arrêt
» sur ce délit. Nous nous sommes déjà vigoureusement opposés
» à la découverte que firent les hérétiques de la *circulation du*
» *sang ;* nous avons proscrit l'*émétique,* qui avait guéri notre
» pénultième roi ; nous établîmes jadis peine de mort contre
» ceux qui seraient d'un autre avis qu'Aristote ; nous traitâmes
» l'*imprimerie* de sortilége. Soutenons notre gloire. Nous con
» damnâmes en mil quatre cent soixante-dix-sept à être pendu
» quiconque, ayant contracté le mal de l'Amérique, ne sorti
» rait pas de la ville en vingt-quatre heures ; faisons pendre le
» premier insolent qui se portera bien après avoir été inoculé
» du mal de l'Arabie (¹). »

Voltaire s'élève contre l'empire des habitudes, les préventions obstinées qu'elles soulèvent, et contre cet aveuglement du public qui n'est rien encore auprès de l'entêtement des

______

(¹) *De la mort de Louis XV et de la fatalité,* t. XLVIII, p. 23, édit. Beuchot.

savants ; mais on peut penser que cette épigramme glissera éternellement sur le crâne éburné des adversaires éternels de toute innovation, car elle ne paraît pas les avoir modifiés.

En 1839, MM. Engel et Wertheim sollicitèrent du gouvernement l'autorisation de fonder à Paris un dispensaire où pût être appliquée la méthode de Priessnitz. Cette demande fut soumise à l'Académie de médecine, qui répondit, par l'organe de son rapporteur, M. Roche, que l'HYDROTHÉRAPIE n'ajoutant rien à nos connaissances sur l'emploi de l'eau comme moyen de guérir, il y avait lieu de ne pas donner l'autorisation.

Lorsque Laennec exposa les avantages de l'AUSCULTATION, on lui répondit qu'*on n'avait pas l'oreille assez fine pour entendre l'herbe pousser*.

Cette autre grande découverte, l'HOMŒOPATHIE, ne devait pas être mieux accueillie. C'est aussi par des plaisanteries qu'on la combattit tout d'abord : « Voulez-vous prendre un médicament en dilution hahnemannienne, disait-on, jetez-en une goutte dans le lac de Genève, et buvez un verrre de cette eau. » Mais on ne fit pas que plaisanter, et si on avait possédé encore ce Parlement qui défendit l'inoculation *sous peine d'amende, de prison et de bannissement en cas de récidive*, on aurait certainement demandé son intervention, car dans un pamphlet contre la méthode curative hahnemannienne, publié en 1855, on lit que s'il y a convenance et pas le moindre danger à laisser dans les sciences un libre essor à l'esprit humain, *la Médecine paraît devoir faire exception à cette loi de tolérance générale,* et l'auteur se demande si, quand les corps enseignants et les sociétés savantes repoussent une doctrine médicale, il ne serait pas permis d'en *interdire l'application au lit du malade*.

Cette fâcheuse disposition d'esprit a sa contre-partie dans l'exagération et l'exclusivisme des novateurs. Il semble que connaissant la résistance que rencontre habituellement le progrès, ils sentent le besoin de répondre à la violence par la violence et d'établir leurs affirmations sur la négation de tout ce qui a été fait avant eux. « Comment sort-on d'un système exclusif ? par un système exclusif en sens contraire », dit M. V. Cousin (1). L'idée même du xviiie siècle est la nécessité d'une crise. La monarchie française, après avoir marché de conquêtes en conquêtes vers ses frontières naturelles, et dévoré successivement tous les pouvoirs qui avaient tenté de s'opposer à ce progrès, était enfin arrivée, par le génie de Richelieu et de Louis XIV, presque aux dernières limites du territoire et de la centralisation. Il ne manquait plus à la France, ainsi constituée à l'extérieur, qu'une meilleure organisation intérieure. Mais cette nouvelle organisation intérieure ne pouvait avoir lieu que par le renversement de l'ancienne. Par mille raisons, une révolution était absolument nécessaire ; elle eut lieu, et le trône, la noblesse, le clergé, tout l'ordre ancien y succomba.

Dans l'ordre scientifique on suit les mêmes errements que dans l'ordre politique. L'esprit révolutionnaire plane également sur la science ; Broussais en est un exemple fameux, et, comme lui, Hahnemann voulut établir sa doctrine sur les ruines du passé.

Mais si c'est une triste nécessité que le progrès ne puisse marcher qu'en appuyant ses affirmations sur une négation absolue du passé, cette négation n'est pas destinée à se perpétuer dans le monde, pas plus que la résistance à la vérité. Si c'est là ce que nous enseigne l'histoire de l'évolution des sociétés, c'est aussi ce qu'on constate dans l'ordre scientifique où les passions extrêmes, dans un sens ou dans un autre, révolutionnaires ou contre-révolutionnaires, finissent

____

(1) *Cours de l'hist. de la Philosophie.* Leçon du 17 juillet 1828.

également par s'épuiser par la lutte, et la vérité triomphe à la fin. Constatons seulement ce qui a lieu pour l'homœopathie. S'il est encore des hahnemanniens purs imbus de l'esprit de négation et d'exclusivisme du maître ; s'ils rencontrent encore des adversaires passionnés et systématiques, les uns et les autres sont trop affaiblis aujourd'hui pour qu'on y prenne garde, et un travail de pacification se fait. Au sein même de l'homœopathie est née une critique qui a soumis à un examen consciencieux toute l'œuvre hahnemannienne, et l'a débarrassée de ses scories. « L'homœopathie n'est pas toute la médecine, » a-t-elle dit tout d'abord, et M. Jousset, président de la *Société médicale homœopathique de France*, rend même cette justice à la loi des *contraires* qu' « appliqué aux maladies des causes externes et à quelques accidents des maladies des causes internes, le galénisme est une admirable méthode thérapeutique ([1]). »

« On trouve dans Hahnemann, dit le même auteur, des théories vitalistes sur le *dynamisme* et la constitution des maladies chroniques, mais on doit laisser complètement de côté ces rêveries intéressantes seulement pour les esprits qui croient qu'on ne peut être médecin sans se nourrir d'hypothèses ([2]). »

M. Jousset a signalé aussi les défauts de la *matière médicale pure*. Hahnemann, dit-il, a décrit les symptômes produits par les médicaments suivant un ordre anatomique; il a séparé violemment des symptômes qui étaient naturellement associés, pour les distribuer dans des paragraphes isolés ; il a brisé l'ordre d'évolution pour y substituer l'ordre analytique, et c'est là le plus grand défaut de ses pathogénésies. Il résulte, en effet, de la méthode anatomique et analy-

---

([1]) Jousset, *Conférences sur l'homœopathie.*
([2]) *Idem.*

tique suivie par Hahnemann trois inconvénients principaux :

1° On ne reconnaît plus dans les effets produits par le médicament l'image d'une maladie. Exemple : Si vous séparez dans des paragraphes à part les vomissements, la diarrhée, les crampes, les sueurs froides, la faiblesse du pouls, produits par le *veratrum,* comment aurez-vous l'image du choléra ? L'*évolution* est un caractère important et qui donne aux symptômes leur véritable valeur. Si vous le supprimez, vous créez une difficulté considérable à l'étude du médicament, puisque, pour comprendre son action, il faut que chacun reconstitue à grand'peine et fort incomplètement cette évolution.

2° En admettant ainsi, dans des paragraphes séparés, et suivant l'ordre anatomique, les symptômes obtenus par un grand nombre d'observateurs, Hahnemann a démesurément allongé l'histoire de chaque médicament, et rendu l'étude de la matière médicale très difficile et même rebutante pour les commençants. S'il eût suivi la méthode des évolutions, les observations, si multipliées qu'elles fussent, n'auraient servi qu'à confirmer le type, la physionomie du médicament par leurs symptômes constants. Quant aux symptômes non constants, ils eussent, sous le nom de *symptômes accidentels,* constitué une réserve encore fort importante pour le choix du médicament, mais qui n'eût plus altéré sa physionomie propre. Avec l'ordre d'évolution, on eût encore évité les répétitions inutiles, les contradictions apparentes qui font des pathogénésies de Hahnemann une des productions les plus indigestes qui existent dans la matière médicale.

3° L'ordre analytique a, pour l'histoire des médicaments, le même inconvénient que pour l'histoire des maladies : ces tableaux artificiels se ressemblent tous à première vue, et c'est là une objection qui nous a été faite par presque tous les débutants.

Si, d'un côté, l'homœopathie est entrée dans une phase de critique bienveillante venant de ses amis, de l'autre elle a obtenu justice dans ses parties les plus importantes. Il y a longtemps que le regretté professeur Trousseau a écrit les lignes suivantes : « L'analogie, ce guide si sûr en thérapeutique, devait conduire à employer la belladone dans le traitement de la folie, par cela même que la belladone, prise à une dose plus élevée, produit une folie passagère ; car l'expérience a prouvé qu'une multitude de maladies étaient guéries par des agents thérapeutiques qui semblent agir dans le même sens que la cause du mal auquel on les oppose [1]. »

« Expérimentée sur l'homme sain, dit M. Barallier [2], professeur de pathologie médicale à l'École de médecine navale de Toulon, *l'essence de valériane* donne lieu à plusieurs symptômes dont les principaux sont : la paresse intellectuelle, l'assoupissement, le sommeil, l'abaissement du nombre de pulsations artérielles, et plus tard leur élévation et la plus grande abondance des urines.

» Administré à l'homme malade, ce médicament modifie d'une manière prompte et rapide les éléments stupeur, somnolence, coma, de cause dynamique, qui compliquent les fièvres graves.

» Cette modification s'obtient par l'administration de dix à vingt gouttes de cette essence dans les vingt-quatre heures.

» L'action de ce remède, dit M. Barallier, ne peut s'expliquer que par l'application de la loi de similitude, énoncée par Hippocrate et par un grand nombre d'auteurs anciens.

» D'après les faits de comparaison qui résultent de mes nombreux essais et d'expériences bien suivies, dit encore le savant professeur, il faut admettre que l'huile essentielle de

[1] A. Trousseau et H. Pidoux, *Traité de Thérap.*, 4ᵉ édit., t. II, p. 63.
[2] *Bulletin de Thérapeutique*, du 30 septembre 1860.

valériane agit d'après le principe de la loi d'électivité nommée
par l'École de Paris *loi de substitution,* par l'École de Montpellier *mutation affective locale élective,* qui se confond avec
la *loi de similitude* énoncée par Hippocrate dans l'axiome
similia similibus opponenda, tombée en désuétude pendant
le long règne du galénisme, éditée de nouveau par Cardan
et Paracelse au XVIIe siècle, et enfin proclamée à notre époque par Hahnemann, comme base de toute thérapeutique. »

« J'ai démontré, dit M. Imbert-Gourbeyre (¹), professeur
de thérapeutique à l'École de médecine de Clermont-Ferrand,
que l'*aconit* guérit les névralgies ; je crois avoir suffisamment
prouvé qu'il jouit aussi de la propriété de développer des
douleurs névralgiques sur le trajet des nerfs, ceux de la face
en particulier. Ce rapport singulier entre le fait thérapeutique et le fait physiologique, c'est ce qu'on a appelé la *loi de
similitude* qui se trouve démontrée ici de la manière la plus
évidente.

» Quel que soit le nom que l'on donne à ce rapport, qu'on
l'appelle *loi homœopathique, loi de substitution, d'analogie
ou de parallélisme,* le nom en un sens ne fait rien à la chose,
le rapport entre les deux faits physiologique et thérapeutique
étant incontestable. Toutefois, comme les noms en pareille
matière doivent représenter fidèlement les choses, je n'en
vois pas de mieux choisi que celui de *loi de similitude.* Il
est d'origine hippocratique ; il faut le conserver de préfé-
rence surtout au mot de *substitution, qui n'est qu'une explication ingénieuse du fait thérapeutique,* et qui n'exprime
nullement le rapport qui existe entre ce dernier fait et le fait
pathogénétique.

» Quand on se contente de rester sur le terrain des faits,

(¹) *Mémoire sur l'aconit,* in *Gazette médicale,* novembre 1854 et
février 1855.

quand on vit d'observation et non d'inspiration, on ne peut s'empêcher de reconnaître la vérité de la loi de similitude. De toutes les théories émises sur l'action des médicaments, c'est, à mon sens, la seule qui ait pour elle la raison des faits. Que l'on ne donne point, si l'on veut, à cette théorie le nom trop ambitieux de loi ; qu'on limite encore sa trop grande généralisation, il n'en sera pas moins vrai jusqu'à présent que c'est la seule théorie qui jette un peu de jour sur le mystère des actions médicamenteuses. »

Les homœopathes eux-mêmes, ai-je dit, signalent aujourd'hui les défauts de la matière médicale de Hahnemann, mais tous ces défauts sont ceux du milieu dans lequel vivait le réformateur allemand, plutôt que les siens propres, car les nosographies contemporaines sont faites identiquement sur le même plan, et malgré tout, les pathogénésies donnent une connaissance assurée des propriétés réelles des médicaments, et peuvent servir de base à la thérapeutique, car elles sont confirmées dans ce qu'elles ont d'essentiel par la toxicologie et les quelques expériences entreprises dans ces derniers temps dans les écoles rivales. « C'est l'école hahnemannienne, dit M. Imbert-Gourbeyre ([1]), qui a le mieux étudié la série des actions électives de tous les médicaments, » et le savant professeur s'étonne que les thérapeutistes français en négligent l'étude, « tandis qu'à l'étranger, des thérapeutistes comme Pereira, Giacomini, Werber, etc., sans s'enrôler sous la bannière de Hahnemann, ont cité cependant avec respect et mis à profit les nombreux travaux de son école, et leur ont accordé dans leurs traités élémentaires une légitime hospitalité. »

L'homœopathie est donc reconnue dans ses parties essentielles. Ses adversaires et ses partisans combattent cependant

---

([1]) *Mémoire sur l'aconit,* déjà cité.

encore. Pourquoi ? « Notre incrédulité, a dit, il y a déjà longtemps, M. Louis Saurel, rédacteur de la *Revue thérapeutique du Midi,* porte bien moins sur le principe des semblables, que nous reconnaissons être rationnel et fréquemment applicable, que sur les *doses infinitésimales*. Nous croyons sans peine qu'on peut guérir certaines maladies, peut-être même la plupart des maladies, par des remèdes dont l'action leur est homœopathique, pourvu que leur dose tombe sous les sens ; mais l'action des infiniment petits est une chose que nous ne pouvons concevoir. » La posologie infinitésimale, voilà donc encore la pomme de discorde ; « Quand la démonstration en sera faite, disait dernièrement M. H. de Castelnau (¹), nous ne pensons pas nous aventurer en donnant l'assurance qu'à ces conditions le monde entier sera homœopathe, et moi tout le premier. » C'est donc à l'élucidation de ce point que doivent travailler tous ceux qui sont persuadés qu'en donnant droit de cité à l'homœopathie, la médecine qui, ainsi que le déclare M. Scoutetten, est aujourd'hui *comme un vaisseau désemparé, sans boussole ni pavillon*, sortirait de ce désarroi. Et y a-t-il une chose plus importante ? Comme dit Baglivi, ne s'agit-il pas ici *de pelle humaná ?*

Ne peuvent rester dans l'indifférence que ceux qui croient qu'il ne peut exister d'art de guérir, et à ceux-là je dirai que le *remède* est affirmé par la croyance universelle de l'humanité, et qu'aux époques les plus reculées, aux origines les plus obscures de toute civilisation, dans les conditions les plus rudimentaires de l'état social, le médecin existe déjà comme un des éléments constitutifs, primordiaux de toute société. L'Écriture témoigne de cette croyance par ces paroles remarquables : *Honora medicum, etenim propter ne-*

______

(¹) *Réforme médicale,* nº du 17 mars 1867.

cessitatem creavit illum Altissimus. Or, le consentement unanime des peuples est, en toutes choses, une preuve de premier ordre : « Depuis Platon, qui a démontré l'existence de Dieu dans le *Timée* et dans les *Lois,* et Aristote, qui l'a démontrée dans le XIIe livre de la *Métaphysique,* les écoles se sont transmis l'une à l'autre un certain nombre d'arguments en forme, que l'on a successivement améliorés, et qui, renouvelés pour ainsi dire par Descartes et Leibnitz, sont encore aujourd'hui le fond de l'enseignement. Ces arguments sont pleins de force, si l'on considère surtout le principe sur lequel ils reposent pour la plupart, et qui est d'une incontestable vérité ; mais dans leur forme, ils n'ont ni solidité ni efficacité. Ce sont des propositions justes et de médiocres raisonnements. Ils ne changeront jamais l'âme des athées ; ils ne sauraient suffire pour ramener les esprits hésitants et incertains...... Ces arguments si vite parcourus, pour arriver à une conclusion de cet ordre, ont quelque chose de peu rassurant ; on a beau en reconnaître la solidité, l'esprit se sent intimidé et arrêté par la grandeur du résultat (¹). »

Il en est de l'*Immortalité* comme de l'existence de Dieu. Mais l'inutilité de ces arguments doit nous consoler de leur faiblesse. *Il suffit, pour établir notre conviction, de constater que nous croyons, par un invincible instinct, à l'existence de Dieu et à l'Immortalité.*

L'homme est fait pour la vérité, dit M. Dupont-White (²), non pas sans doute pour la vérité universelle et absolue, atteignant partout en dehors de lui les êtres et les choses, pénétrant leur essence, leur cause et leur destination, mais pour la vérité relative à son être, c'est à dire à ses besoins

----

(¹) Jules Simon, *La Religion naturelle,* p. 5 et 6.

(²) *Le Positivisme,* par M. Dupont-White, in *Revue des Deux Mondes,* février 1865.

de toute sorte, la vérité qui le concerne et qui l'intéresse. Nos sens, nos appétits, notre conscience, notre sociabilité, ne nous trompent pas; il me semble que nous ne sommes pas dupes à tout propos d'une vaste illusion quand nous croyons à nous-mêmes sur la foi de notre pensée, au monde extérieur sur la foi de nos sens, au droit du prochain sur la foi de notre conscience, à tout ce qui entretient la vie physique sur la foi de nos appétits. Ces impulsions, ces lumières d'un ordre si différent, nous disent chacune la vérité, en ce sens que nous sommes faits pour y croire, et à tel point que, cessant d'y obéir, nous cesserions d'être comme individu et comme société.

A ces révélations, j'ajoute et j'assimile de tout point l'instinct religieux, qui nous fait concevoir une autre vie, qui nous représente le *moi* comme persistant après la mort pour être puni ou récompensé.

Nous sommes pleins de révélations sur ce qui nous constitue, nous importe, nous entoure, nous attend même, sur la manière d'en user avec la nature et avec nos semblables, avec le présent et avec l'avenir. Tout cela est évident, impérieux, et nous avons lieu d'y croire, tout comme nous croyons au vide quand nous mettons le pied sur le bord extrême d'un ravin. D'où pourrait donc venir notre défiance de l'instinct religieux?.....

Il faut considérer un peu le rôle des instincts dans la destinée humaine. Il n'y a pas de grande chose parmi nous, — vie physique, perpétuation de l'espèce, lien social, — qui n'ait été confiée à l'impulsion des instincts. Si on croit à ces entraînements physiques qui conservent et reproduisent l'humanité, pourquoi serait-on en défiance de certaines aspirations supérieures, tout aussi primitives, tout aussi instinctives? Si on croit aux idées induites ou déduites, pourquoi pas aux idées instinctives, quand les unes et les autres nous enseignent des vérités également utiles et également appropriées à notre nature? Ce serait avoir confiance dans les opérations de l'esprit et défiance des bases mêmes de l'esprit. On voit partout des êtres doués d'instincts selon leur nature, qui croient et obéissent à ces instincts, qui s'en trouvent bien, qui pratiquent ainsi la vérité faite pour eux, qui obtiennent ainsi leur véritable destinée, et l'homme serait le seul être qui aurait à se défier de l'un de ses instincts les plus intimes, l'instinct religieux! On dira que ce sentiment dépasse en hauteur tous les instincts connus. Oui, sans doute, mais pas plus que l'homme ne dépasse le reste de la création.

A plus forte raison doit-on ajouter foi à l'instinct qui fait rechercher le remède, car il est aussi universel que les autres. Dans tous les temps et dans tous les lieux, l'individu souffrant fait appel à l'intervention du remède. Chez les premiers Hellènes, la tradition reporte jusqu'à la période anté-historique, jusqu'au centaure Chiron, la connaissance et l'usage des plantes salutaires. « Jusque sous la hutte du Guinéen, jusque dans les déserts habités par le Peau-Rouge, dit J.-P. Tessier (¹), la croyance au remède vaut des hommages au médecin qui l'applique. Souvent, sans doute, le remède si universellement invoqué et vénéré est étrangement compris et appliqué. Sous ce rapport, le sorcier-médecin des tribus sauvages n'est pas plus révoltant que le charlatan à panacée de nos groupes civilisés. Mais ces erreurs et ces ridicules n'ont rien de surprenant dans une question livrée aux faiblesses et aux passions humaines. L'amulette et la panacée n'infirment pas plus la notion du remède et la valeur du témoignage de l'humanité à cet égard, que la notion de la loi morale et l'appui qu'elle reçoit du consen-

______

(¹) *Cours de Médecine générale fait à l'hôpital Beaujon.* Leçon du 9 juin 1858.

tement de tous les hommes ne sont ébranlés par l'interprétation erronée de certaines questions de droit naturel. »

L'existence du remède s'appuyant sur cette imposante autorité, il n'est pas surprenant que l'expérience, appelée à prononcer sur ce sujet, donne à son tour une réponse affirmative. Quelles que soient les divergences entre les thérapeutes, certains médicaments, tels que le quinquina, le fer, le mercure, sont aujourd'hui de droit imprescriptible.

On ne peut donc rester indifférent au progrès de la médecine, et on doit examiner la seule question qui retarde encore l'essor de l'admirable méthode thérapeutique à laquelle Hahnemann a donné le nom d'*Homœopathie*.

II

DE LA POSOLOGIE DANS LA MÉDICATION HOMOEOPATHIQUE.

> Boni viri nullam oportet causam esse præter veritatem. (HALLER.)

Paracelse fit entrer dans la thérapeutique une nouvelle donnée, la plus précieuse qu'elle ait jamais acquise : Dans l'organisme, dit-il, *c'est la santé qui est opposée à la maladie*, et non pas le moyen qui est opposé au mal, parce qu'il a une propriété contraire. « Que le chaud chasse le froid n'a » jamais été vrai en médecine. La pluie ne féconde pas le » champ parce que l'humidité est opposée au sec, mais » parce que l'humidité vivifie le germe et nourrit les racines. » De même le médicament n'agit pas parce qu'il a une pro- » priété extérieure opposée au mal. Si le germe de la santé » n'y est pas, la prescription n'est bonne à rien. »

Pourquoi, dit M. Constantin Paul [1], ces idées si belles et si vraies de Paracelse ont-elles été oubliées et même ignorées de tant de générations de médecins? Ce n'est que de nos jours qu'on les retrouve dans un livre de M. Pidoux [2] : « Les médicaments salutaires, dit-il, n'agissent pas sur la maladie, mais sur la santé et contre la maladie. Qu'est-ce à dire? Cela signifie que lorsqu'un médicament modifie salutairement l'organisme, ce n'est pas en agissant sur les parties altérées, en les détruisant, mais sur les parties encore saines, en les maintenant dans la santé et en les empêchant de céder à l'entraînement pathologique. Quelques anciens (Paracelse

[1] *De l'antagonisme en pathologie et en thérapeutique.* Thèse présentée au concours pour l'agrégation, le 23 mars 1866, p. 75.
[2] *Expérimentation des eaux minérales sur l'homme sain,* p. 34.

surtout) distinguaient dans la maladie ce qu'ils appelaient le *Vita sana superstes in morbis*. Eh bien! je le répète, c'est sur les éléments restés sains ou les moins malsains de l'organisme en proie à une maladie que le médicament agit et porte son action. »

Une indication est donc d'autant plus positive, qu'il reste chez le malade plus d'éléments sains ou de résistance et de santé.

« En effet, il n'y a indication dans une maladie que lorsqu'il reste chez le sujet quelques points sains ou résistants sur lesquels on puisse appliquer le levier thérapeutique. Il n'y a plus d'indication quand on n'observe de tous côtés que des symptômes absolument morbides, des symptômes d'entraînement ou de prédominance irrésistible des éléments altérés sur les éléments normaux. Dans ces cas, qu'ils soient aigus ou infectieux, qu'ils soient chroniques ou hectiques, le médecin ne sait plus où mettre le pied. L'organisme a, comme dit Hunter, conscience de son incurabilité; *il est tout maladie,* et les agents pathogénétiques ou substitutifs qu'on lui offre, ne rencontrant plus d'indication à remplir, c'est à dire plus d'éléments sains à enlever au mouvement désorganisateur qui entraîne tout, ne font que l'exciter encore. »

Le médicament ne s'adressant pas à la maladie, mais aux forces du malade, Paracelse en conclut que l'action du mal et du médicament n'étant plus directement antagoniste, il ne devient plus nécessaire, comme le faisait Galien, d'opposer le médicament au mal en quantité correspondante. Ce n'est plus la quantité du médicament qu'il faut considérer, mais son mode spécial d'action. Paracelse compare le médicament au feu, dont une étincelle suffit pour dévorer son opposé : « De même, dit-il, qu'une étincelle pourra suffire pour » allumer et consumer une grande quantité de bois, de

» même une petite quantité de médicament pourra faire
» disparaître une maladie très étendue. »

La sensibilité de l'organisme est, en effet, très grande, et peut être quelquefois extrême. Rilliet n'a-t-il pas vu l'*iodisme* se développer avec un dix-millième d'*iode,* et même sous la seule influence de l'air de la mer? Et cette vieille histoire du pharmacien de Tours, qui ne pouvait déboucher un flacon d'*ipécacuanha* sans être pris d'un accès d'asthme? —Ne se souvient-on pas de ces empoisonnements arsénicaux produits par la seule habitation dans des chambres tapissées en vert? — Enfin, j'ai cité, dans un opuscule publié en 1855 ([1]), quelques actions toxiques produites par les quantités vraiment infinitésimales de *plomb.*

De très petites doses sont donc, d'après cela, suffisantes pour exercer une action curative, et, théoriquement, la posologie infinitésimale introduite par Hahnemann dans la thérapeutique, pourrait fort bien être acceptée. Mais la pratique confirme-t-elle les données de la théorie? C'est ce qu'il importe de savoir, car le fait est pour le savant ce qu'était la terre pour Anthée, qui s'épuisait bientôt loin d'elle.

Des expériences ont été faites dans des hôpitaux, et une statistique publiée en 1852, par les ordres du directeur de l'Administration de l'Assistance publique, constate que, dans un hôpital de Paris, où une expérimentation sérieuse avait été faite, pendant trois années consécutives, par le Dr J.-P. Tessier, dans des conditions absolument égales à celles des autres services du même hôpital,

1° La mortalité fut moindre dans le service homœopathique, dans la proportion d'un quart;

([1]) *L'empoisonnement par le plomb et la colique sèche des pays chauds. Recherche de la solution d'un problème nosologique, à propos de faits morbides observés pendant l'été et l'automne de l'année 1865, à Castelmoron-sur-Lot.*

2° Que, par suite d'une plus grande promptitude dans les guérisons, la durée du séjour des malades dans ce service fut aussi réduite d'un quart (¹), ce qui permit d'y recevoir un plus grand nombre de malades.

Cette statistique ne s'applique qu'à trois années de la pratique hospitalière de J.-P. Tessier, mais le succès dut être e même pendant les dix ans qui ont suivi cette période, puisque l'Administration a laissé faire.

Une autre statistique, faite à l'hôpital de Roubaix par le Dr Liagre, médecin de cet hôpital, a donné des résultats analogues. Là, ce n'est plus une comparaison entre des services rivaux : c'est le même médecin comparé à lui-même. Or, la moyenne des décès pour sept années d'allopathie (1856-62) a été de 19,26 0/0, et la moyenne des décès pour deux années d'homœopathie (1863-64) a été de 13-31 0,0 seulement.

Mais on peut dire que ces résultats, favorables aux doses infinitésimales, peuvent tout aussi bien être mis sur le compte de l'*expectation*, qui paraît être une excellente chose : « La nature, dit Hippocrate (²), est le premier des méde-

---

(¹) Voici cette statistique :

Médecine homœopathique. (Service du Dr J.-P. Tessier, 100 lits.)

	Malades.	Morts.	Mortalité.
1849...... sur	1292	126	9,75 p. 100
1850...... sur	1677	138	8,22 —
1851...... sur	1694	135	7,96 —
Total......	4663	399	

Mortalité : 8,55 pour 100.

Médecine allopathique. (Services des Drs Valleix et Marrotte, 99 lits.)

	Malades.	Morts.	Mortalité.
1849...... sur	1087	169	14,75 p. 100
1850...... sur	1195	107	8,99 —
1851...... sur	1442	135	9,36 —
Total......	3724	411	

Mortalité : 11,3 pour 100.

(²) Liv. VI des *Épidémies,* sect. V.

cins, » et, dans le *Traité des articulations,* en parlant des
fractures de l'oreille, il dit que « c'est parfois un bon remède
que de ne rien faire, aussi bien dans ce cas que dans beaucoup d'autres. »

Celse confirme cette opinion par ces mots : « *Multi magni
morbi curantur abstinentiâ et quiete.* »

« L'expectation, dit Bordeu ([1]), a pour principe une vérité,
vérité de fait bien consolante pour la plupart des malades,
et qui est aussi fort utile aux médecins : c'est qu'il est incontestable que, sur dix maladies, il y en a les deux tiers au
moins qui guérissent d'elles-mêmes, et rentrent, par leurs
progrès naturels, dans la classe des incommodités qui s'usent
et se dissipent par les mouvements de la vie. »

On lit même, dans l'Introduction des *Leçons cliniques* de
Trousseau : « Il y a bien longtemps que je suis incliné à
croire à l'impuissance de la médecine dans le traitement de
la pneumonie aiguë; il y a bien longtemps que je suis tenté
de laisser à la nature le soin de mener à bien cette maladie,
contre laquelle nous sommes tous disposés à agir avec tant
de vigueur; mais jusqu'ici je n'ai pas osé le faire. »

On peut citer encore, en faveur de l'expectation, ces
paroles de Bordeu : « Il me semble entendre crier la nature : « Ne vous pressez point, laissez-moi faire; vos drogues
» ne guérissent point, surtout lorsque vous les entassez dans
» le corps des malades. C'est moi seule qui guéris. Les
» moments qui vous paraissent les plus orageux sont ceux
» où je me sauve le mieux, si vous ne m'avez pas ôté mes
» forces. Il vaut mieux que vous m'abandonniez toute la
» besogne, que d'essayer des remèdes douteux. »

Certes, je crois à la supériorité de l'expectation sur la
médecine telle qu'elle est généralement pratiquée, car je n'ai

([2]) *Histoire de la Médecine.*

pas oublié ces lignes de Bichat : « On dit que la pratique de la médecine des écoles est rebutante; je dis plus : elle n'est pas, sous certains rapports, celle d'un homme raisonnable, quand on en puise les principes dans la plupart de nos matières médicales (1). »

Je n'ai pas oublié non plus ce que dit un jour Magendie à ses collègues de l'Académie : « La science n'est pas faite en médecine, s'écrie-t-il avec l'accent de la conviction : absence complète de doctrines scientifiques, absence de principes dans l'application de l'art, empirisme partout, voilà l'état de la médecine actuelle (2). »

Enfin, j'entends encore Malgaigne, jetant à la Jérusalem médicale ce terrible anathème : « Malheur à la médecine actuelle!... Sans qu'elle s'en doute, sa thérapeutique n'est qu'un ramassis de ce que les théories de tout temps ont produit de plus contradictoire (3)! »

C'est peut-être cette malédiction qui, mettant le comble au désarroi, a réduit la médecine à l'état « d'un vaisseau désemparé, sans boussole ni pavillon. » Quoi qu'il en soit, cela n'est guère à regretter, car rien n'est changé depuis Bichat. « Les propositions doctrinales qui composent aujourd'hui le savoir du médecin, dit Louis Peisse (4), et les préceptes pratiques qui dirigent sa conduite dans l'exercice de l'art, sont en grande partie des connaissances, logiquement parlant, pseudo-scientifiques, c'est à dire des notions acquises et acceptées hors des conditions indispensables de crédibilité que la critique philosophique impose aujourd'hui à toute affirmation dogmatique. Ce sont de simples opinions en droit hors de la science, mais qui la simulent. De là

(1) Bichat, *Anat. gén. Consid. gén.*
(2) Séance du 8 juin 1856.
(3) Académie de Médecine, juillet 1860.
(4) *La Médecine et les Médecins*, t. I, p. 33.

naît, pour la médecine, une illusion analogue, dans son
principe et dans ses résultats, à celle qui a signalé le règne
des doctrines occultes. » M. L. Peisse éclaircit ainsi cette
malsonnante proposition : Il raconte qu'au XVIIe siècle, on
traitait la lèpre en exposant le malade tout nu dans une
caverne remplie de serpents qui venaient lécher sa peau.
Le patient était retiré de la caverne au bout de deux heures,
et on recommençait les jours suivants jusqu'à parfaite guérison. En fait de ridicule et d'extravagance, il serait difficile
de trouver quelque chose de plus satisfaisant; cependant,
cette méthode réunissait en sa faveur tout ce que la critique scientifique du temps exigeait pour qu'un dogme médical
quelconque fût reconnu vrai, certain et fondé en raison, et
la philosophie médicale moderne ne met pas à l'abri de cette
sorte d'illusion. En effet, les termes de comparaison abon-
dent. Il n'y a qu'à ouvrir un Traité de médecine pratique; on
en trouve un à chaque page. Prenant un des plus populaires
et des plus connus, M. L. Peisse prouve que la croyance à
l'efficacité des piqûres de sangsues dans la gastrite n'a, au
fond, pas plus de valeur scientifique que la croyance à
l'efficacité des caresses des serpents pour la lèpre : « Elle est,
dit-il, intrinsèquement frappée des mêmes vices logiques.
Cependant, elle est, comme son aînée, acceptée à titre de
vérité scientifiquement acquise et scientifiquement démontrée; elle fait partie intégrante de la doctrine médicale
généralement adoptée, enseignée, appliquée. Quoique dénuée
des motifs de crédibilité exigés aujourd'hui dans tout ce qui
prétend au nom de science, elle s'établit sans difficulté
aucune dans la foi du médecin, et s'y place honorablement
à côté d'une foule d'autres qui, à la vérité, la valent bien;
elle résiste bravement à l'épreuve indéfinitivement répétée de
la pratique. Si, passagèrement et par éclairs, quelque doute
s'élève sur la légitimité d'une acquisition de cette nature,

il est immédiatement étouffé par la prodigieuse difficulté
d'une vérification personnelle, et par la réflexion tranquilli-
sante que cette vérification a dû être faite quelque part par
quelqu'un, et on continue non point à expérimenter cette
connaissance, mais seulement à l'appliquer. On s'en sert
parce qu'il est admis qu'il faut s'en servir. C'est une for-
malité. »

Je comprends donc que le plus célèbre et le plus connu
des médecins de son temps, Boerhaave, ait dit que « si l'on
vient à peser mûrement le bien qu'a procuré aux hommes
une poignée de vrais fils d'Esculape, et le mal que l'immense
quantité de docteurs a fait au genre humain depuis l'origine
de l'art, on pensera avec raison qu'il serait plus avantageux
qu'il n'eût jamais existé de médecins. »

L'expectation vaut évidemment beaucoup mieux que tout
cela, et si les collègues de Tessier à l'hôpital Sainte-Marguerite disent que son homœpathie n'était pas autre chose, on
pourrait leur répondre que si Tessier était un médecin
expectant, ils sont évidemment des meurtriers, puisque leur
intervention se traduit par une augmentation de 25 0/0
dans la mortalité : leur médication est alors responsable de
ces vingt-cinq morts. Mais est-on bien fondé à dire qu'on
doit attribuer à l'expectation pure les succès de l'homœopathie? Un homme aussi expérimenté et aussi instruit que
Tessier n'était-il pas capable de distinguer ce qui était dû
à la marche naturelle de la maladie de ce qu'on devait
attribuer à l'action des modificateurs de l'organisme employés? La foi à l'action curative des infiniment petites
doses n'a-t-elle pas été confessée par des hommes dont on
ne peut contester l'autorité? « Le temps n'est plus, a écrit
» un membre de l'Académie de Médecine, J.-L. Jourdan (¹),

(¹) Préface de la trad. de la *Mat. méd.* de Hahnemann.

» où des plaisanteries relatives aux doses infinitésimales
» pouvaient sembler d'assez bons arguments contre l'homœo-
» pathie. Des faits incontestables sont là qui doivent imposer
» silence au raisonnement pur. Ces doses minimes agissent,
» exercent même une action puissante, surprenante. Le
» doute n'est plus permis à cet égard. »

Mais je ne connais pas de meilleur plaidoyer, en faveur
des doses infinitésimales, que celui de M. Diday (de Lyon),
qui est pourtant un adversaire ardent de l'homœopathie. On
lit dans son *Traité de la syphilis des nouveau-nés* (p. 380) :
« Faut-il donner le traitement aux nouveau-nés directement
ou par l'intermédiaire du lait qu'ils sucent? » A cette question, voici la réponse de l'auteur : « Le traitement indirect,
c'est à dire administré à la nourrice, et parvenant immédiatement à l'enfant par le lait qu'il tète, a joui autrefois d'une
grande faveur. Plus doux, plus graduellement administré,
dissous dans un véhicule approprié par la nature même aux
forces digestives du nourrisson, n'arrivant dans son estomac
qu'à doses très réfractées, on y voyait le meilleur moyen de
ménager cette susceptibilité extrême qu'on se plaît à prêter
aux nouveau-nés, et qui souvent, en fait de thérapeutique
antisyphilitique, a conduit à les ménager beaucoup plus que
l'intérêt de leur guérison ne l'exige. Le traitement indirect
fut donc longtemps en honneur... »

« Dans son Mémoire fort remarquable ([1]), M. Cullerier,
ravivant contre ce traitement une objection déjà ancienne, a
voulu prouver chimiquement que le lait d'une femme qui
prend du mercure n'en contient jamais assez pour opérer la
guérison de son nourrisson. M. Réveil et M. Personne ont
procédé, sur sa demande, à des analyses minutieuses. Le
premier n'a rencontré le mercure qu'une fois dans le lait
d'une chèvre, à qui ce métal avait été donné en quantités

([1]) *Bullet. de Thérap.*, 1852, p. 441.

extrêmement élevées, et au point de déterminer chez elle
des désordres graves. Il n'en a jamais trouvé dans le lait des
femmes qui prenaient le remède à des doses médicales.
Mais, de son côté, M. Personne, opérant d'une autre façon,
a constaté la présence du mercure dans le lait d'une femme
qui prenait, depuis deux mois, 5 centigrammes de proto-
iodure par jour. Il est vrai, ajoute M. Cullerier, qu'il n'en a
trouvé que des quantités infinitésimales. Notre auteur conclut de là à l'impuissance du traitement indirect. »

M. Diday se demande si ces expériences ne prouvent pas
précisément le contraire de ce que M. Cullerier veut établir,
et s'il n'est pas permis d'espérer qu'un système plus parfait
d'analyse vienne démontrer la présence du mercure là où les
moyens employés jusqu'à ce jour ne l'ont pas constatée.
Puis il ajoute : « Mais il y a plus. Admettons, je le veux,
que la chimie ait, dès à présent, dit son dernier mot. Cette
quantité infinitésimale de mercure doit-elle être appréciée,
quant à sa quantité curative, à l'égal des sels que nous dis-
solvons dans nos laboratoires? Une extrêmement petite quantité de soufre ou d'alcali contenu dans les eaux de Baréges ou
de Vichy guérit, en 25 ou 30 jours, des affections réfractaires
jusque-là aux plus hautes doses officinales de sulfure de potas-
sium ou de bicarbonate de soude (¹). La nature s'est-elle

(¹) Comme exemple d'eaux faiblement minéralisées dont les carac-
tères chimiques ne sauraient aucunement expliquer l'action prononcée
qu'elles exercent, je citerai les sources de Contrexéville (Vosges).

Les eaux de Plombières (Vosges) sont encore moins minéralisées.
Un litre de la source du Crucifix ne contient, d'après les récentes analyses de MM. O. Henry et Lhéritier, que 0ᵍ283 de principes fixes. « Ce
sont donc, dit M. Constantin James (Guide pratique aux eaux minérales),
chimiquement parlant, des eaux tellement insignifiantes, qu'on ne sait
à quelle classe les rattacher. Et pourtant, par un désaccord que nous
avons bien souvent l'occasion de noter, ces eaux jouissent des propriétés
thérapeutiques les plus importantes. »

A cette liste, je puis ajouter une source qui se trouve à Castelmoron-

défendu le même privilége dans les combinaisons qu'elle opère au sein de l'organisme vivant? Un adage vulgaire nous apprend que *l'homme vit par ce qu'il digère, et non par ce qu'il mange*. De même, c'est le médicament absorbé, non le médicament ingéré, qui opère la guérison. Et si une molécule mercurielle, réduite par la sécrétion laiteuse à l'état de combinaison le plus propice à son action médicatrice, déposée dans l'excipient le plus conforme aux conditions spéciales qu'offre le nourrisson, arrivant incessamment dans son estomac, y parvient sous une forme et aux moments où son passage dans le système absorbant est assuré; et si, de plus, cette molécule (les faits le prouvent) suffit à le guérir..., au nom de quelle science voudriez-vous comparer ses effets à ceux de la parcelle d'un sel que vous lui faites, deux fois par jour, avaler à contre-cœur, sans même savoir s'il ne sera pas immédiatement rejeté intact par les selles? »

« Voilà certes, dit M. Gabalda ([1]), un plaidoyer très concluant en faveur des doses infinitésimales : efficacité de ces doses prouvée par l'expérience; leurs avantages sur les hautes doses officinales dans certains cas; prétentions de la chimie à reconnaître et à sanctionner la quantité curative d'un médicament, justement repoussées au nom de l'observation médicale; rien n'y manque, c'est parfait. Pourquoi

sur-Lot (Lot-et-Garonne), et qui, d'après quelques observations, aurait des propriétés analogues à celles de Contrexéville. Cette eau est très peu minéralisée, car voici l'analyse qui en a été faite, en 1866, à l'École des Mines :

Résidu sec	0ᵍ32	Alumine et peroxide de fer.	0ᵍ008
Acide carbonique	0,162	Chaux	0,115
— sulfurique	0,021	Magnésie	0,01
— chlorhydrique	0,024	Potasse	0,006
Silice	0,005	Soude	0,052

([1]) *Art médical,* janvier 1859.

donc M. Diday se montre-t-il si hostile à l'homœopathie, lui qui vient se placer sur son terrain le plus contesté, qui lui emprunte ses arguments pour se défendre et qui se sert de ses moyens? »

Il n'y a rien, en effet, à ajouter à ce plaidoyer en faveur des doses infinitésimales, et il contribue à faire penser que la supériorité des résultats obtenus par Tessier sur ceux de ses collègues de l'hôpital Sainte-Marguerite ne doit pas être attribuée à une pure expectation. La pratique confirmerait donc les données de la théorie affirmant la suffisance de la posologie hahnemannienne pour exercer une action curative.

Quoi qu'il en soit, la critique impartiale reconnaît, dans cette posologie, des défauts assez sérieux pour légitimer les répugnances de ses adversaires :

Si on demande quelle est la règle qui doit guider dans le choix de la dose, on voit qu'il n'en existe pas, et, dans la séance du 19 mars 1866, un membre de la *Société homœopathique de France* disait que les débats sur l'action des doses diverses dureraient *jusqu'à ce qu'un nouvel Hahnemann découvre la loi posologique.* Le Dr Nuñez, qui dit que les doses faibles conviennent dans les maladies chroniques, et les doses fortes dans les maladies aiguës, contrairement à ce que pensent Rau, Wable, Watzke, etc., et de plus est partisan des très hautes puissances, pose bien quelques indications : Ainsi, la 2000e dilution serait le point de séparation entre les maladies. C'est par cette dilution qu'on doit commencer, pour s'élever ensuite aux plus hautes dans les maladies chroniques, et pour rétrograder, au contraire, jusqu'à la première dans les maladies aiguës. Mais vient ensuite un grand praticien, le Dr Laville de La Plaigne, qui recommande de ne point dépasser les sixième et neuvième dilutions, passé lesquelles, dit-il, le médicament n'étant plus démontrable, peut fort bien avoir disparu de la dilution employée, tandis que le médecin n'administre que de l'alcool dynamisé, dont il fait alors, sans le savoir, une panacée universelle (¹). M. de La Plaigne regarde l'alcool comme un puissant médicament congénère de l'*aconit*, de la *noix vomique*, de l'*opium*, du *camphre*, du *café* et du *phosphore*, et M. Ch. Ozanam, reconnaissant que la science moderne « vient confirmer de point en point » les recherches de M. de La Plaigne, conseille aux pharmaciens homœopathes de faire dorénavant leurs dilutions avec de l'eau (²).

En outre, de grands praticiens ont déclaré que la posologie hahnemannienne pouvait être insuffisante. « Il ne faut pas être exclusif, disait Pétroz. Il ne faut pas vouloir quand même employer constamment les atténuations. Bien des fois, il m'est arrivé d'administrer le *fer* en atténuation dans la chlorose sans aucun résultat, et de voir mes malades recourir à d'autres conseils et guérir sous l'influence du même médicament en nature et à dose assez élevée. Vous rencontrerez d'autres affections, notamment les affections syphilitiques et cutanées, où les médicaments réussissent également mieux à des doses minimes ou même assez élevées qu'en atténuations. Profitez de l'expérience comme j'en profite moi-même (³). »

Pétroz, dit le Dʳ Cretin, « admettait l'action incontestable, incontestée des médicaments en nature, depuis la dose minime jusqu'à la dose de tolérance ; la nécessité même de ces doses dans la syphilis, dans la chlorose, dans la fièvre intermittente. Je pourrais ajouter dans les affections de la peau, dans le choléra, dans la pneumonie, etc., etc. Dans la pneumonie, il ne dépassait guère la quatrième dilution de *bryone;* il donnait souvent l'*émétique* à la première trituration au

---

(¹) *L'épilepsie et la rage*, 1 vol. in-12, 1864.

(²) *Art médical*, janvier 1867.

(³) A. Pétroz, *Études de thérapeutique*, annotées par A. Crétin, p. 342.

dixième, quelquefois l'*antimoine diaphorétique* à la dose
d'un à deux grammes par jour. Enfin, la teinture d'*iode,*
quelques gouttes en lavage ([1]). »

M. Cretin cite aussi des faits tirés de la pratique d'autres
homœopathes, qui lui prouvent que, *pour les affections
graves, aiguës et chroniques, la dose massive est la règle
générale, et la dose infinitésimale l'exception.*

Quelque rationnelle que paraisse la posologie hahnemannienne, sa valeur se trouve donc, par toutes ces considérations, singulièrement diminuée. Mais que les ennemis de
l'homœopathie ne se hâtent pas de triompher, car *celle
méthode curative n'a aucune solidarité avec les globules.*
C'est ce qu'il me sera facile de prouver. Il y a longtemps
qu'on est d'accord pour dire que la loi thérapeutique des
semblables n'est nullement incompatible avec la posologie
traditionnelle : « Si on me pose cette question, dit M. Teste ([2]),
ancien président de la *Société homœopathique de France :*
La pratique de l'homœopathie eût-elle été possible sans le
secours des infinitésimaux? je n'hesite pas à répondre :
Oui. » Et, plus loin (P. 310) : « Beaucoup de personnes
étrangères aux études médicales et, qui plus est, beaucoup
de médecins qui ne possèdent pas la moindre notion de la
doctrine d'Hahnemann, s'imaginent volontiers que l'homœopathie consiste surtout, pour ne pas dire uniquement, dans
l'emploi thérapeutique des infiniment petits. C'est là une
erreur grossière, que nous ne saurions trop nous attacher à
faire disparaître de l'opinion publique.

« Celui-là, pour moi, fait de l'homœopathie, sciemment
ou sans s'en douter, peu importe, car là n'est pas la question,
je ne dirai pas qui traite, mais qui guérit : une contusion

____

([1]) Lettre à l'*Art médical,* juin 1864.
([2]) A. Teste, *Comment on devient homœopathe.* 1 vol. in-12, Paris, 1865,
p. 283.

de la tête avec cinq ou six infusions de fleurs d'*arnica ;* une méningite aiguë avec 5 centigrammes d'*extrait de belladone ;* un accès d'hystérie avec une infusion de feuilles de la même plante ; un embarras gastrique avec 30 grammes de *sulfate de magnésie ;* une diarrhée bilieuse avec des infusions de *camomille ;* un état comateux avec 10 centigrammes d'*opium ;* un *delirium tremens* avec 30 centigrammes du même médicament ; une pneumonie aiguë avec 30, 40 et même 60 centigrammes, 1 gramme, etc. de *tartre stibié ;* une fièvre intermittente avec 10 centigrammes d'acide arsénieux, etc., etc. »

L'opinion exprimée par M. Teste est celle de tous les homœopathes éclairés : Andrieu, d'Agen, ancien professeur agrégé de la Faculté de médecine de Montpellier, publia, en 1854, une *Instruction pour le traitement homœopathique du choléra,* où se trouvent les lignes suivantes : « M. Sirus-Pirondy, chirurgien en chef de l'Hôtel-Dieu de Marseille, dit que les médicaments qui lui ont rendu les plus incontestables services dans le traitemeut du choléra, sont : la teinture de *camomille* chez les enfants, l'*ipécacuanha,* l'*esprit de camphre,* et la teinture de *veratrum album,* chez les adultes. Je le demande à tout médecin de bonne foi, qui a pu révéler une semblable thérapeutique à M. Sirus-Pirondy, autrefois zélé sectateur de la doctrine du contro-stimulisme, si ce n'est la lecture des livres sortis de l'école hahnemannienne ? Il n'a pas employé, il est vrai, les doses infinitésimales ; mais il ne faut pas cesser de le répéter bien haut, *la doctrine homœopathique ne réside pas dans l'administration de doses infiniment petites.* »

Enfin l'association centrale des homœopathes allemands réunis à Leipsick, les 9 et 10 août dernier, et le Congrès international homœopathique réuni à Paris à la même époque, ont proclamé la plus grande liberté pratique sur la question posologique, et une grande voie, de conciliation a été ainsi ouverte à tous les allopathes de bonne volonté.

On peut donc se dire homœopathe, tout en restant sur le terrain des doses massives, au bas de l'échelle médicamenteuse. Poussant les choses plus loin, je puis ajouter, d'après ce que j'ai dit plus haut, que *c'est même là, en général, la condition d'une bonne thérapeutique.* En effet, tout en ne niant pas la réalité d'action des plus hautes dilutions, lorsqu'on connaît les inconvénients que j'ai signalés (p. 30) dans l'emploi de la posologie hahnemannienne, pourquoi, continuer à se livrer à une atténuation à outrance des substances médicamenteuses ? Hahnemann, qui, au début, n'employait pas la posologie infinitésimale, ne l'adopta ensuite que parce qu'ayant observé quelques aggravations dans l'état de ses malades, il les attribua à l'homœopathicité du médicament administré; ce qui lui fit penser que la dose d'un médicament homœopathique devait être infiniment réduite. Or, C'EST UNE ERREUR : « Il suffit, dit M. Teste (¹), de lire la pathogénésie de l'*émétique,* pour s'expliquer les succès de ce médicament dans certaines pneumonies. Les disciples de Rasori, qui ne s'en doutaient guère, faisaient de l'homœopathie lorsque, un hasard heureux les amenant à frapper juste, ils éteignaient, sous des masses au moins inutiles de *tartre stibié,* les redoutables symptômes de la fluxion de poitrine. Mais si ces guérisons s'opéraient tout simplement, comme il n'est permis à aucun de nous d'en douter, en raison de la grande loi *similia similibus,* je me demande quels résultats devait produire ici (avec les idées de Hahnemann sur la cause des aggravations) la substitution de la maladie médicamenteuse à la maladie naturelle. De toute évidence, l'*aggravation* ne pouvait manquer d'être la mort. Eh bien non !

______

(¹) *Comment on devient homœopathe,* p. 264.

S'il y avait *tolérance (et il y avait tolérance quand le médicament se trouvait être homœopathique)*, le mal s'apaisait sans grand trouble accessoire, et, si le médecin savait s'arrêter à temps, le malade guérissait sans présenter, sinon quelques effets médicamenteux, du moins de véritables symptômes d'intoxication. »

L'*homœopathicité* du médicament, voilà, en effet, la seule explication vraie de ce phénomène de la *tolérance ;* et celle qui a cours parmi les contro-stimulistes est vraiment ridicule. En effet, dire que l'*émétique,* qui fait vomir à la dose de 5 centigrammes, ne provoque plus le vomissement à la dose d'un demi-gramme, est une sottise qui n'est pas même justifiée en pathologie par la clinique des contro-stimulistes. Comment, en effet, administraient-ils, dans la pneumonie, le *tartre stibié* à haute dose? En faisaient-ils prendre au malade un gramme ou seulement un demi-gramme d'un seul coup ? Non, car des revers épouvantables eussent bientôt discrédité leur méthode. On prescrivait une dizaine de grains de *tartre stibié* dans une potion de 150 grammes dont le malade devait prendre une cuillerée de deux heures en deux heures, si la tolérance s'établissait. Or, si la médication devait réussir, la tolérance s'établissait presque toujours de prime-abord, c'est à dire que souvent la première cuillerée de potion, *qui contenait 5 centigrammes d'émétique,* ne provoquait pas de vomissements, et, dans quelques cas, pas même de nausées. L'absence des vomissements chez les pneumoniques traités *avec succès* par le *tartre stibié,* ne tenait donc pas, comme on l'a dit, à l'élévation de la dose, puisque 5 centigrammes de ce médicament représentent une dose vomitive ; *elle tenait à son appropriation à l'état morbide.* Dans le cas où il n'y avait pas homœopathicité, dès la première cuillerée de la potion survenaient des vomissements et bientôt de la diarrhée, symptômes qui allaient s'aggravant à chaque nouvelle fraction du remède administré et obligeaient à renoncer à ce mode de traitement.

M. Teste rapporte plusieurs faits recueillis par lui qui prouvent que lorsqu'un médicament est homœopathique à la maladie à laquelle on l'oppose, l'organisme en tolère des doses supérieures à celles qu'il tolèrerait à l'état sain. La maladie, dit-il, contrebalance la puissance du remède ; il semble qu'il y ait *neutralisation* réciproque ; et il conclut, contrairement aux idées de Hahnemann, que « *dans tous les cas où le médicament est exactement homœopathique à la maladie, surtout s'il n'a été donné à dose excessive, l'aggravation médicamenteuse n'est qu'une pure chimère* ([1]). »

A l'appui de cette opinion de M. Teste, je pourrais citer, moi aussi, un grand nombre de faits. Au début de ma pratique, j'étais, grâce à Pétroz, assez convaincu de la bonté de la *loi de similitude* en thérapeutique pour que je désirasse en faire profiter mes malades ; mais j'exerçais la médecine dans une ville dépourvue de pharmacie homœopathique. L'importance de la posologie hahnemannienne était-elle assez grande pour m'engager à violer la loi sur la dispensation des médicaments, en distribuant des globules à mes malades ? Les considérations que je viens d'exposer avaient dès lors trop de valeur à mes yeux pour que je me décidasse à agir ainsi. Je séparai donc sans crainte comme sans regret la cause de l'homœopathie de celle de la posologie infinitésimale, et je mis avec confiance la posologie traditionnelle au service de cette admirable méthode thérapeutique :

« L'influence que la *rue* exerce sur l'utérus, dit Trousseau ([2]), paraît consister en une congestion sanguine active, » et « les propriétés emménagogues de la *Sabine* sont, dit le

---

([1]) *Comment on devient homœopathe*, p. 272.
([2]) Trousseau et Pidoux, *Traité de Thérap.*, t. II, p. 534.

même auteur ([1]), encore plus marquées que celles de la rue. »
J'ai donné ces deux substances, à la dose de *dix centigrammes,* matin et soir, dans des métrorrhagies très intenses et
parfois durant depuis longtemps, et, non seulement je n'ai
pas eu d'aggravation, mais encore il est rare que je n'aie pas
obtenu la cessation de l'hémorrhagie après la troisième dose.

Sous l'influence de la *térébenthine,* il se produit sur le
système nerveux des membres un effet qui « consiste, dit
Trousseau ([2]), en une sensibilité exquise, *surtout dans les
extrémités inférieures ;* un endolorissement général de ces
parties, mais existant plus spécialement *sur le trajet des
gros nerfs.* » Or, j'ai vu, comme tous les médecins, la complète innocuité et l'efficacité de ce médicament, *dans les
névralgies sciatiques,* à la dose assez massive, je pense, de
1 à 4 grammes.

Le *choléra,* la *fièvre intermittente algide,* peuvent être
confondus, d'après M. le professeur Tardieu, avec l'empoisonnement par l'*acide arsénieux* ([3]). La pratique de M. Bou-
din a prouvé cependant que cette substance pouvait être
donnée à assez fortes doses dans les fièvres intermittentes.
Mais cette symptomatologie identique est surtout accusée
pour le choléra. « Il existe, dit M. Tardieu, entre les symptômes de cette terrible épidémie et ceux de l'empoisonnement
par l'arsenic, une analogie frappante. » C'est à ce point
que « l'empoisonnement peut être méconnu et passer sous le
manteau de l'épidémie. » Aussi, le Dr Cahen, médecin de
l'hôpital Rothschild, a-t-il employé ce médicament avec succès dans la dernière épidémie. Il dit expressément que
« c'est l'*algidité* qui indique le traitement arsenical. Dès

---

([1]) Trousseau et Pidoux, *Traité de Thérap.,* t. II, p. 535.

([2]) *Idem, ibidem,* p. 540.

([3]) *Étude médico-légale et clinique sur l'empoisonnement,* par A. Tardieu, professeur de Médecine légale à la Faculté de Paris, 1867.

qu'il survient un peu d'algidité, il faut commencer à prescrire l'acide arsénieux : *ce n'est pas un à deux milligrammes* qu'il faut administrer en vingt-quatre heures, mais *vingt, trente, quarante, ou plus.* Les résultats obtenus à l'hôpital Rothschild ont été des plus satisfaisants. Voici la méthode qui y était suivie : le médecin résidant commençait le traitement dès que le malade entrait à l'hôpital; le cholérique était immédiatement placé dans un lit bien chauffé, et on lui administrait 1 ou 2 grammes d'*ipéca;* aussitôt que les vomissements provoqués avaient cessé, on lui faisait prendre, avec de la glace, un granule de 2 milligrammes d'acide arsénieux, et l'on continuait. On a obtenu ainsi vingt guérisons sur vingt-quatre malades ([1]). »

Les doses données par M. Cahen feront frémir tout disciple de Hahnemann croyant à la possibilité des aggravations par les médicaments homœopathiques. On n'en a pas cependant observé à l'hôpital Rothschild, et, bien fixé à cet égard, je n'avais pas besoin de connaître les résultats de cette expérimentation pour adopter sans crainte la même posologie dans le choléra algide.

Le *calomel,* à la dose de *trente centigrammes* en six doses données en douze heures, est un médicament qui m'a rendu de très grands services dans la *dysenterie.* « Or, dit M. Jousset, l'empoisonnement par le *mercure* produit des symptômes fort analogues à ceux de la dysenterie ([2]). »

Parlant de l'emploi du *baume de copahu,* MM. Merat et Delens disent « qu'il produit l'inflammation des voies urinaires et des parties adjacentes...... *C'est une chose remarquable,* ajoutent-ils, de voir ce médicament conseillé pour guérir à peu près les mêmes maladies que d'autres praticiens

---

([1]) *Union méd.* et *Bullet. génér. de Thérap.,* du 15 novembre 1866.

([2]) Jousset, *Conférences sur l'homœopathie.* (*Art médical,* mars 1867.)

lui voient causer ([1]). » C'est une chose remarquable, dirai-je
à ceux qui redoutent les aggravations, de ne jamais voir
d'accidents se produire sous l'influence des très hautes
doses qu'on donne habituellement, et que j'ai moi-même
données.

« L'influence du *fer* sur la menstruation, disent MM. Trousseau et Pidoux ([2]), est tout autre que celle qui lui est ordinairement attribuée. Suivant tous les thérapeutistes, les
martiaux rendent les règles plus actives; mais des relevés
faits avec soin nous ont prouvé que si, dans quelques cas,
l'hémorrhagie menstruelle devenait, en effet, plus abondante
chez les femmes bien portantes qui prenaient du fer, ce flux
était, au contraire, ou *retardé* ou *diminué* chez le plus grand
nombre. » Hahnemann a observé ce fait sur des populations
entières qui boivent habituellement des eaux ferrugineuses.
Si on ajoute que Giacomini a fait des expériences, d'où il
résulte que ce *prétendu tonique* rend le pouls faible et rare,
détermine la pâleur de la peau et une faiblesse générale,
n'aura-t-on pas, dans l'action du fer, une image de la chlorose? Or, qui ignore l'efficacité et l'innocuité des hautes
doses de cette substance qu'on donne dans cette maladie, et
qui m'ont même toujours, comme à Pétroz, paru indispensables?

Hahnemann a introduit la *coquille d'huître* dans la thérapeutique, et, guidé par la loi de similitude, l'a conseillée
dans la phthisie pulmonaire, toutes les maladies tubercu-
leuses, et la scrofule. Le Dr Despinay, de Lyon, en a
constaté les bons effets dans tous ces cas : « Je ne connais
aucun agent anti-tuberculeux, dit-il, qui puisse donner des
résultats aussi positifs, et les rétablissements obtenus me

([1]) *Dictionn. univ. de Mat. méd.*, t. II, p. 149.
([2]) *Traité de Thérap.*, t. I, p. 9.

permettent d'affirmer qu'on réussira à guérir bon nombre de malades placés dans des conditions favorables, et chez lesquels la phthisie sera diagnostiquée et traitée à son début. » M. Despinay donne la coquille d'huître pulvérisée sans résidu, à la dose de *neuf grammes* par jour, en trois fois, chez les adultes, et de trois grammes chez les enfants. « La coquille d'huître, dit-il, ayant une action positive contre le tubercule, il était intéressant de rechercher si, dans la maladie scrofuleuse, elle avait également une action favorable.

» M. Rollet, chirurgien en chef de l'Antiquaille, que je ne saurais assez remercier de sa bienveillance et de ses excellents conseils, a bien voulu me permettre de suivre, pendant dix mois, les effets de la coquille d'huître à la consultation gratuite de l'Antiquaille, où sont présentés, chaque jeudi, un grand nombre de scrofuleux.

» Dans les manifestations scrofuleuses les plus communes, inflammation et engorgement des glandes extérieures, abcès, ulcérations....., la coquille d'huître m'a paru agir aussi promptement et aussi favorablement que les agents antiscrofuleux usuellement employés.....

» Dans le traitement de certaines orthropathies scrofuleuses, coxalgie, tumeurs blanches récentes, la coquille d'huître doit être prise en très sérieuse considération ([1]). »

C'est aux mêmes doses que M. Despinay, dans les mêmes affections et avec les mêmes résultats, que j'ai plusieurs fois, sans crainte d'aggraver l'état de mes malades, donné la coquille d'huître.

Le *capsicum annuum* en poudre, à la dose assez *massive* de 50 centigrammes, est un très bon médicament contre les hémorrhoïdes, alors qu'il y a beaucoup de gonflement,

---

([1]) *Bullet. génér. de Thérap.*, du 15 mai 1860.

écoulement de sang ou de mucosités sanguinolentes par le rectum, et des douleurs brûlantes à l'anus.

Je ne suis pas surpris que *l'alcoolature de bryone*, administrée à assez fortes doses par M. Aucler, à l'Hôtel-Dieu, dans le rhumatisme aigu fébrile, général et partiel, lui ait donné d'excellents résultats ; car ce médicament est indiqué par la loi de similitude. « Ayant eu dans son service un grand nombre de cas de rhumatisme articulaire aigu, M. Aucler employa tour à tour les *saignées*, l'*émétique* à doses rasoriennes, le *nitrate de potasse* jusqu'à 20 grammes, le *sulfate de quinine*, et, par aucun de ces moyens, il n'était parvenu à faire disparaître le rhumatisme avant quinze et vingt jours. C'est alors qu'*il eut l'idée* de se servir de l'alcoolature de racine de *bryone*, et, sur huit malades, il a fait disparaître le rhumatisme articulaire généralisé dans l'espace de huit jours. La dose employée a été de 1 à 3 grammes pour les vingt-quatre heures (¹). »

Comme M. Aucler, *j'ai eu cette idée*, mais j'en fais honneur à Hahnemann.

Sans citer d'autres faits, je puis donc dire, avec M. Teste, que *la médication homœopathique n'exclut nullement la posologie traditionnelle; que toutes les fois qu'il y a homœopathicité, l'aggravation est une pure chimère, et que, contrairement à ce que pensait Hahnemann, plus il y aura homœopathicité, plus la dose pourra être augmentée.*

« Et, en vérité, dit M. Teste, n'est-il pas fort heureux qu'il en soit ainsi? Qui oserait, en effet, dans une maladie très grave, dans un de ces cas, par exemple, où le malade semble avoir atteint les dernières limites de la vie, qui oserait, dis-je, faire une prescription, s'il devait nécessairement en résulter une aggravation? Ne serait-il pas désolant qu'on

(¹) *Revue de Thérap. médico-chirurg.*, 1ᵉʳ mai 1863.

ne pût sortir d'un mal, si horrible qu'il soit, qu'en passant fatalement par un mal plus grand encore?

« Et cependant rien de plus sûr qu'il puisse exister, et que, dans une multitude de cas, il se produise de la façon la plus manifeste, ce phénomène improprement désigné sous le nom d'*aggravation médicamenteuse*..... Seulement, on s'est mépris sur sa nature et sur sa cause. C'est là un malentendu qu'il va m'être bien aisé d'éclaircir.

» Si deux maladies de sources différentes, mais ayant exactement les mêmes symptômes, ne peuvent exister simultanément dans l'organisme, il n'en est pas de même, comme chacun le sait, d'affections dissemblables. Le rhumatisant peut souffrir à la fois de ses rhumatismes et des vésicatoires qui lui ont été appliqués ; le phthisique, de sa poitrine ulcérée et du cautère qu'il porte au bras ; l'homme atteint de congestion cérébrale, de sa tête et des sinapismes qu'on lui a laissés trop longtemps sur les mollets, etc., etc. Il n'y a donc pas lieu de nous étonner si un médicament, tout en couvrant assez bien les symptômes d'une maladie pour la soulager et même pour la guérir, mais ne lui étant pas pourtant exactement homœopathique, produit, en dehors des symptômes préexistants, et cela pour un laps de temps plus ou moins limité et avec une intensité variable, les symptômes qui lui sont propres (¹). »

Si ce phénomène, appelé *aggravation médicamenteuse,* a donc pu être observé par Hahnemann, il s'est mépris sur sa nature et sur sa cause, et le moyen qu'il a imaginé pour l'éviter, l'extrême diminution de la dose, ne peut le faire qu'en privant souvent le malade, comme nous l'avons vu, de l'intensité médicamenteuse suffisante pour le guérir. Le moyen est d'autant plus mauvais, que les homœopathes

____

(¹) Teste, *Comment on devient homœopathe.*

infinitésimalistes prétendent tous que les infiniment petites
doses hahnemanniennes ne mettent pas toujours à l'abri de
ces aggravations. Ce n'est pas, en effet, la diminution de la
dose, mais le bon choix du médicament qui doit mettre à
l'abri de cet accident, et ici je m'associe aux critiques de
M. Gallavardin (¹) sur la méthode que les homœopathes
hahnemanniens emploient pour le choix du remède, et dont
Bœnninghausen donne le modèle dans la préface de son
Manuel de Thérapeutique. Ce peut être là la seule méthode
possible pour les gens du monde qui veulent faire de la
médecine, mais ce n'est pas à dire que ce soit la bonne.
« En frappant d'anathème les différentes classifications noso-
logiques connues, dit M. Pétroz (²), le fondateur de l'homœopathie n'a rien mis à leur place. Penserait-on pour cela
devoir ou pouvoir s'en passer ? Ce serait trop nous assimiler
à ceux qui, sans aucune connaissance médicale, font de la
médecine un répertoire à la main. » Et encore : « Tous les
médecins savent que, sans diagnostic, rien n'est possible en
médecine; mais ceux qui croient qu'il ne faut l'étudier que
dans les individualités n'en sont pas moins conduits, malgré
eux et par l'effort d'induction, de l'individualité à l'espèce;
de celle-ci au genre et à l'ordre, et de là à une dénomination
qui grave dans le souvenir l'image de tout un ensemble de
symptômes, qui lui donne pour ainsi dire un corps, une forme
par laquelle il peut le saisir (³). »

Le même travail doit être fait pour les médicaments.
M. Jousset en a trop fait ressortir la nécessité (voir p. 9)
pour que nous y insistions ici.

Si Hahnemann a recommandé la méthode qu'on suit généralement, c'est dans le désir de répandre les bienfaits de

(¹) *Art médical,* mars 1867.
(²) *Études de Thérap.,* p. 231.
(³) *Ibidem.*

l'homœopathie, en la rendant accessible à tous; mais son immense érudition et son bon sens médical lui en faisaient éviter, dans la pratique, les inconvénients. On chercherait vainement d'ailleurs, aujourd'hui, à mettre à couvert l'infaillibilité de Hahnemann. Proscrire toute liberté d'examen, bannir tout doute, lancer l'anathème contre quiconque serait assez hardi pour ne pas avoir une foi pleine et entière dans la toute-puissance de la trentième dilution; élever ainsi autour de l'homœopathie une espèce de muraille de la Chine, ce serait oublier que le progrès a des ailes et sait franchir tous les obstacles.

La posologie infinitésimale, loin d'être inséparable de l'homœopathie, pouvant être abandonnée dans tous les cas, *devant* même souvent être mise de côté sous peine d'insuffisance, peu importe qu'elle soit violemment attaquée. En répudiant toute solidarité entre la loi de similitude et la posologie infinitésimale, les homœopathes doivent se réjouir cependant qu'une idée erronée y ait conduit Hahnemann, car il a été mis ainsi sur la voie d'une découverte précieuse : la *dynamisation* des médicaments par les succussions et les triturations prolongées. Les anciens avaient dû remarquer cet effet, car, dans plusieurs de leurs formules, on trouve la recommandation de *triturer longtemps;* mais c'est Hahnemann qui en a fait l'application la plus étendue et la plus utile, en introduisant de cette façon, dans la thérapeutique, des substances qu'on regardait comme à peu près inertes.

Comment expliquer ce phénomène de la dynamisation? Ainsi que le dit M. Charles Des Moulins, président de la Société linnéenne de Bordeaux : *En divisant une substance, on en multiplie les surfaces; la division multiplie les forces* (¹). Le premier de ces principes est un axiome, dit

___

(¹) *Discours sur l'évolution des forces vitales dans la nature.*

l'auteur, constaté par les sciences, par toutes les sciences. « *En divisant une substance, on en multiplie les surfaces.* Mais qu'est-ce à dire, les surfaces? A coup sûr, ce n'est pas l'étendue matérielle, intrinsèque du corps, qui recevra le moindre accroissement par l'effet de la division. Il n'y aura rien de multiplié dans le corps lui-même. Ce ne sont point, je le répète, les éléments constitutifs du corps qui seront multipliés, ce seront uniquement les surfaces libres, les surfaces agissantes, surfaces d'absorption, surfaces d'exsudation, surfaces de réflexion, surfaces de réfraction, surfaces de coloration, surfaces d'infection du goût et de l'odorat, surfaces accessibles à la dissolution, surfaces de répercussion du son, surfaces de transmission des agents électriques, etc.

» Et qu'est-ce que tout cela....., si ce n'est des surfaces d'action? Et si les surfaces d'action sont multipliées, n'est-il pas incontestablement, irréfragablement vrai de dire que l'action l'est aussi? Mais qu'est-ce encore que l'action, si ce n'est la qualité, la vertu propre à chaque chose, la puissance, la force enfin qui réside en elle?

» *La division multiplie les forces.* Ce sont toutes les sciences qui nous le disent : la géométrie, la chimie, la physique, l'optique, etc., etc. L'homœopathie peut bien venir à la suite, ajoute l'auteur, pour nous le dire aussi, sans pour cela donner un démenti à la vérité, à la nature, car c'est de la nature elle-même et de la nature seule que la géométrie, la physique, la chimie, l'optique, ont appris cette vérité. »

Oui, la pratique homœopathique prouve à tout observateur de bonne foi que la division multiplie les forces thérapeutiques des substances médicinales. Un fait bien connu devait mettre sur la voie de cette découverte, le *précipité blanc,* qui, comme le *calomel,* est du protochlorure de mercure; n'est-il pas plus actif que lui, grâce à une division plus grande?

La matière, considérée comme agent médicamenteux, dit

Pétroz (¹), se présente dans les différents corps sous des conditions différentes. Dans les végétaux, son action se manifeste sans qu'il soit besoin de la porter à une grande division; dans les substances métalliques et dans les terres, elle est inerte lorsqu'elle est à l'état naturel; dans les végétaux, l'action augmente par la division. J'ai vu une goutte d'*arnica,* étendue d'eau et employée dans deux circonstances analogues, avoir des résultats différents; celle qui avait été fortement agitée soulager et guérir plus vite que celle qui n'avait subi qu'un simple mélange. Cet accroissement de force doit-il être progressif jusqu'à une proportion indéterminée de division? Non (²).

« Toutes les substances végétales peuvent-elles supporter le même degré de division et conserver quelques propriétés? Non; la *valériane,* par exemple, sera inefficace si on la dilue au delà d'une certaine mesure *assez restreinte;* on ne retirera jamais de la *salsepareille* les effets qu'on en obtient dans sa force ou forme primitive. Il n'en est pas de même des substances métalliques, des sels à base de terre. Ici, pour obtenir un développement complet des propriétés, la division infinie est indispensable Il suffit de jeter un coup d'œil sur ce qui se passe dans la nature pour concevoir à quel point la matière est divisible, et ce qu'elle peut produire à cet état de division infinie. La *silice,* disent les chimistes, *est insoluble,* et cependant *elle cristallise.* Ces cristaux de roche, si transparents, n'ont pu se former sans un menstrue; ce menstrue n'a pu se charger que d'une matière dont la division était infinie, puisqu'elle a pénétré des couches épaisses de la plus grande densité, comme on l'observe dans les géodes. On

____

(¹) *Bullet. de la Société homœopathique,* t. II.

(²) Lorsque la dynamisation est complète, on a, en effet, observé que les dilutions qui suivent ne servent plus qu'à atténuer la force obtenue.

peut faire la même remarque pour les métaux les plus réfractaires, tels que l'*or* (¹). Au surplus, les substances métalliques ou terreuses qui entrent dans la composition des corps organiques s'y comportent à peu près comme dans la nature morte, puisqu'ils échappent souvent à l'analyse; la vie semble les enchaîner, se les approprier. Le *fer,* qu'on trouve difficilement dans le sang au moment où celui-ci sort de la veine, apparaît plus facilement, et en plus grande quantité, lorsque le sang a subi un travail de décomposition, et que la vie l'a abandonné.

« N'est-il pas raisonnable d'entrevoir dans des phénomènes de cette espèce une raison de croire à l'utilité de l'extrême division de certaines substances, et un moyen d'expliquer leur mode d'action dans une foule de maladies ? »

Quoi qu'il en soit, le mode de préparation recommandé par Hahnemann fait de substances inertes dans l'état naturel des médicaments très précieux.

C'est à une dynamisation analogue que doivent leur efficacité les eaux si faiblement minéralisées dont j'ai parlé plus haut (p. 28).

La dynamisation des médicaments est donc une découverte précieuse dont nous devons faire notre profit, sans qu'il soit nécessaire d'admettre l'explication qu'en donne Hahnemann, et surtout sans croire indispensable, après avoir obtenu cette dynamisation, de réduire les doses à ce point extrême recommandé par le fondateur de l'homœopathie et dépassé même par quelques-uns de ses disciples, et cela *par crainte d'une aggravation* (²).

(¹) Ces remarques ne sont-elles pas de nature à détruire l'étonnement des chimistes lorsqu'ils voient les homœopathes prescrire en solution des triturations de substances insolubles à l'état naturel?

(²) « Cette division des molécules, disent MM. Jahr et Catellan (*Pharmacopée homœop.*, p. 51), ne peut plus avoir aucun but dès

Ce qui, cependant, ressort encore des travaux de Hahnemann, comme des idées théoriques que j'ai émises plus haut
(p. 19 et suiv.), c'est la *suffisance de très petites doses pour
exercer une action curative*. Cette suffisance, déjà constatée
par Paracelse, doit être bien certaine, car Broussais, qui, après
avoir combattu l'homœopathie, finit par lui emprunter ses
modifications, ses agents, Broussais lui-même, dis-je, sans
descendre jusqu'au globule hahnemannien, prescrivait souvent des doses très minimes. Je citerai, comme preuve, la
consultation suivante remise à M. Pétroz par le malade lui-
même, du vivant de Broussais et avec l'autorisation de la
publier :

« La maladie de peau dont M. *** est affecté n'est pas facile
à caractériser, parce qu'on manque de faits parfaitement analogues. Toutefois elle a son siége dans le système capillaire
sanguin de la peau, et rien n'indique que celui des autres ré-
gions du corps en soit menacé. On a soupçonné une altération
dans la composition du sang ; mais, en admettant cette hypo-
thèse, on ne se rendrait pas compte de l'état parfaitement sain
des organes les plus sanguins, tels que les poumons, la rate,
le foie et tout l'appareil viscéral en général, ainsi que les tis-
sus cellulaire et aréolaire qui leur servent de moyen d'union.
On n'observe, en effet, ni ecchymoses, ni hémorrhagies, ni
chlorose, ni perte de contractilité musculaire, ni, dans les sécrétions, de traces d'altération des fluides.

» La peau seule est malade, et l'affection qui s'y multiplie
maintenant semble y être demeurée circonscrite pendant plusieurs années. Or, les maladies d'un point de la peau se pro-

qu'elle a réussi à développer toutes les vertus des substances à vertu
latente, ou bien à rendre les substances trop énergiques incapables
d'éprouver aucune dissolution ultérieure dans l'organisme. C'est ce
qui, ajoutent-ils, doit arriver après la sixième, sinon déjà après la
troisième atténuation. » Je puis affirmer qu'il n'est même jamais
nécessaire d'aller jusqu'à la troisième atténuation.

pagent facilement au reste, sans que l'on puisse en conclure à une altération des fluides, tant que les sécrétions de la peau, résorbées, ne les ont point infectés.

» L'opinion du soussigné serait, en conséquence, que l'action médicatrice fût dirigée spécialement sur la peau, et qu'on n'agît par l'intérieur que dans le but de déterminer une réaction sur cette enveloppe, et surtout qu'on ne s'exposât pas à provoquer dans l'appareil digestif une irritation capable d'y développer un état d'inflammation chronique ; car c'est par là qu'on échoue bien souvent dans le traitement des maladies cutanées.

» La difficulté est de déterminer quels sont les moyens qui pourront exercer sur la peau une action favorable, soit qu'on les lui applique, soit qu'on les porte à l'intérieur. Il est difficile de procéder ici d'une manière rationnelle, et l'on est réduit à recourir à la voie empirique, en essayant les différents médicaments qui sont reconnus pour avoir de l'action sur la peau ; mais il faut le faire avec précaution, de peur de porter trop loin l'irritation, et d'avoir à se repentir d'une médication trop active en voyant naître une duodénite, une hépatite, une entérite, ou même une irritabilité vicieuse de l'estomac, infirmités qui n'existent pas présentement et qui sont presque inévitables si l'on persévère opiniâtrement dans l'emploi des stimulants à haute dose. Je serais même d'avis que M. *** se préparât à son traitement par une saignée du bras de quatorze à seize onces.

» A la tête des moyens qui modifient la peau avec le plus de puissance et avec le meilleur résultat dans les affections chroniques dont elle peut être le siége, se trouvent le *soufre* et ses diverses préparations. On pourrait donc faire usage de bains de Baréges factices à la dose de *trois gros de sulfure de potasse,* avec *demi-gros d'acide sulfurique* par bain. M. *** prendrait en même temps à l'intérieur chaque matin demi-verre d'une eau distillée très pure, *sur chaque bouteille de laquelle on aurait mis une goutte de teinture sulfureuse bien purgée d'acide.*

» Deuxièmement, si ces premiers moyens ne réussissaient

pas, on pourrait essayer l'*acide nitrique* bien pur : M. *** le prendrait, à l'intérieur, à la dose de *deux gouttes sur une demi-bouteille d'eau distillée* dont il boirait *deux cuillerées à bouche* tous les matins. En même temps il prendrait tous les trois jours un bain à 26° où il aurait fait jeter *demi-gros* de même acide. Il faut essayer de ce moyen comme du précédent pendant dix, douze ou quinze jours pour juger si l'on peut espérer d'en obtenir quelque effet.

» Troisièmement, l'*arsenic* ne nous paraît pas à dédaigner ; mais il ne faudrait en user qu'à l'intérieur, et à très faible dose, car *je crois que les traitements héroïques peuvent se fractionner beaucoup avec avantage, sans porter les atténuations au degré où les portent les homœopathes.* Je conseillerai donc *un cinquantième de goutte* de la teinture de Fowler étendu dans une pinte d'eau dont on prendrait un demi-verre chaque matin pendant dix jours : on en verrait l'effet ; cela ne coûte guère. Si l'on y joint quelques bains, ils seront simplement préparés avec du son, pour entretenir la souplesse de la peau. Ces bains pourront aussi être alternés avec les bains médicamenteux prescrits plus haut ; mais il n'en faut prendre qu'un ou deux par semaine : deux le plus ordinairement, dans tous les cas. M. *** désire prendre les bains à 24° ou 26° au plus : cette température peut convenir.

» Quatrièmement, la *clematis erecta* porte à la peau : j'essaierais d'en faire infuser une feuille (*deux grains* de l'herbe fraîche ou plutôt des sommités) dans un verre d'eau bouillante, et de prendre cela le matin, coupé avec du lait. Cette infusion peut modifier les capillaires sanguins de la peau. Prendre cette infusion au lit.

» Cinquièmement, enfin, si tout était inutile, j'aurais recours à la préparation dite *mercure soluble de Hahnemann. J'en ferais triturer un grain avec vingt grains de sucre bien pur, et cela serait pris à la dose d'un grain tous les matins,* buvant par dessus une tasse de lait.

» Toutes ces doses sont minimes, mais on ne court aucun danger à les essayer ; et si l'on en obtenait quelque chose, on pourrait partir de là pour faire de nouvelles prescriptions ; car il y a encore d'autres médicaments utiles qui peuvent agir sur la peau ; mais il faut être guidé par l'analogie et les résultats.

» Le régime doit être simple, nourrissant, sans être échauffant ; bonne soupe grasse, viande de boucherie et volaille, avec quelques légumes tendres, et des œufs frais ; point de coquillages, de champignons, de truffes, de gibier, etc.; point de café, de thé, de poivre, d'épices, d'acides autres que ceux qui sont prescrits ; lait au déjeuner, eau rougie pour boisson ; exercice modéré.

» Paris, le 13 mai 1838.

» BROUSSAIS. »

« Ainsi, le doute n'est plus possible, dit M. Cretin : au terme de sa vie, Broussais arrivait tout droit à l'homœopathie. Aux dénégations de quelques-uns de ses disciples et de la presse médicale, il suffit d'opposer les faits. Et maintenant, lequel de Broussais ou d'Antoine Pétroz, en 1829, voyait juste et de loin? De Broussais, condamnant l'homœopathie à une ruine prochaine, ou d'Antoine Pétroz, appelant de cet arrêt et appliquant, comme une prophétie, au juge mal éclairé, ces paroles de Voltaire : « Beaucoup de gens » écrivent aujourd'hui, qui se rétracteraient demain s'ils » osaient. »

» Broussais était trop grand pour ne pas oser. Il a osé, trop tard, hélas! pour le progrès de la science, mais assez tôt pour sa propre gloire, puisqu'en mourant il a porté ce dernier coup au préjugé et remporté sur lui-même sa dernière et sa plus éclatante victoire (¹). »

Tout en faisant la part des erreurs ou des exagérations de Hahnemann, on doit donc lui rendre justice sur les deux points essentiels de sa posologie : 1° *la dynamisation des*

(¹) *Études de Thérapeutique* de A. Pétroz, note, p. 222.

médicaments par la trituration ou les succussions ; 2° la suf-fisance de très petites doses pour exercer une action curative.

En ajoutant ces deux résultats des travaux du réformateur allemand à la posologie traditionnelle mise au service de l'admirable loi des semblables, les adversaires de la posologie hahnemannienne seront en possession d'une merveilleuse méthode thérapeutique. « S'ils repoussent l'homœopathie sur le terrain des doses infinitésimales, dit M. Milcent (*Art médical*, oct. 1867), que ne l'acceptent-ils sur le terrain des doses traditionnelles? Au lieu de faire une guerre ignorante à l'homœopathie, pourquoi ne pas l'étudier dans sa loi fon-damentale, dans son expérimentation pure, dans l'unité du médicament, sans se préoccuper des doses hahnemannien-nes? » Je crois avoir suffisamment démontré que c'est même là un progrès dans la méthode curative par les semblables, pour espérer qu'il en sera ainsi, et nous verrons se réaliser enfin ce vœu de Baglivi : *Novi veteribus non opponendi, sed, quoad fieri potest, perpetuo jungendi fœdere.* La réa-lisation de ce vœu étant la condition du progrès en médecine, je me joins à M. Imbert-Gourbeyre pour en renouveler l'expression. L'école hahnemannienne, dirai-je avec le savant professeur, offre aux médecins les ressources les plus pré-cieuses pour le traitement des maladies. Conservons ce que la tradition nous a légué d'utile en matière médicale, mais ne restons pas dans l'ornière, et sachons, à l'aide de l'expé-rience et de l'observation, admettre les nouvelles vérités thérapeutiques, quelle que soit la bouche enseignante, que ce soit Rasori, Priessnitz ou Hahnemann : *Adjiciamus aurum auro.*

Bordeaux. — Imp. Gounouilhou, rue Guiraude, 11.

TABLE DES MATIÈRES.

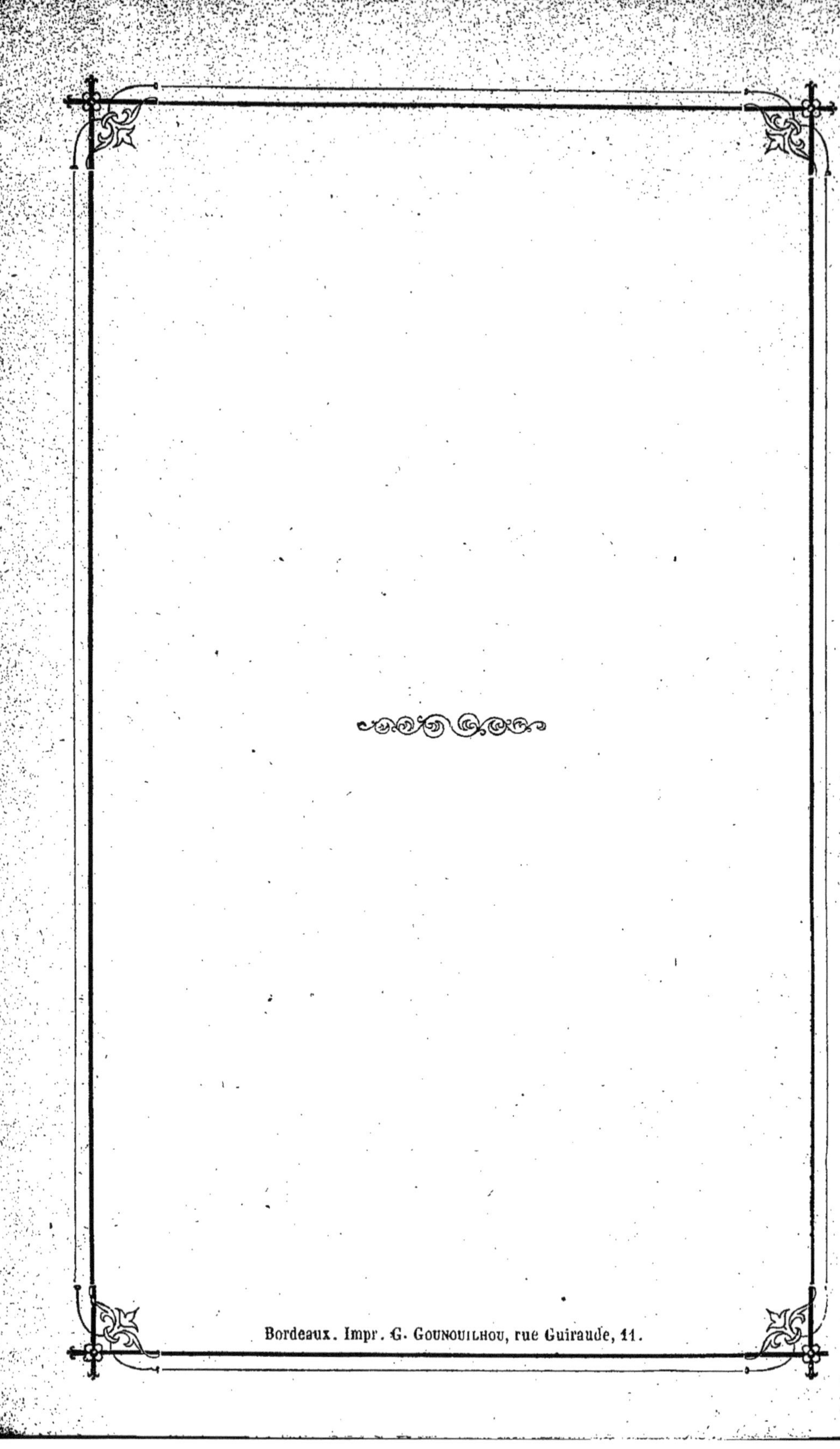

Bordeaux. Impr. G. Gounouilhou, rue Guiraude, 11.

9 782019 652593